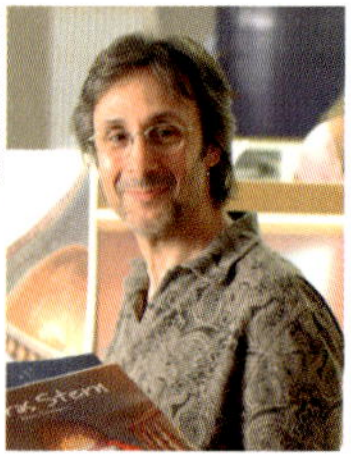

Klaus Baumgart, Jahrgang 1951, gehört mit seinen weltweit über 4 Millionen verkauften Büchern zu den international erfolgreichsten Bilderbuchkünstlern. Die Bücher des renommierten Grafikdesigners, für die er zahlreiche internationale Preise und Auszeichnungen erhielt, werden in über 30 Sprachen veröffentlicht.
Zu Klaus Baumgarts Gesamtwerk gehören neben der erfolgreichen Reihe »Lauras Stern« auch die beliebten »Tobi«-Bücher über das kleine grüne Ungeheuer. Der Zeichentrickfilm »Lauras Stern« lief sehr erfolgreich in den deutschsprachigen Kinos und wurde als bester deutscher Kinder- und Jugendfilm ausgezeichnet. Neben seiner Tätigkeit als Bilderbuchmacher unterrichtet Klaus Baumgart an der FHTW Berlin im Fachbereich Kommunikationsdesign.
Er lebt mit seiner Frau, seiner Tochter und Hund Barny in der Nähe von Berlin.

In dieser Reihe sind im Baumhaus Verlag erschienen:

Lenny und Twiek – Auf der anderen Seite
Lenny und Twiek – Wo die Wolken wohnen

ISBN 978-3-8339-0179-9
Grafik: Jutta Hohl-Wolf
Lektorat: Gabi Strobel

Gesamtverzeichnis schickt gern:
Baumhaus Verlag,
Juliusstraße 12,
D-60487 Frankfurt am Main
www.baumhaus-verlag.de

5 4 3 2 1 07 08 09 10 2011

Klaus Baumgart

Lenny und Twiek

Das Nichts

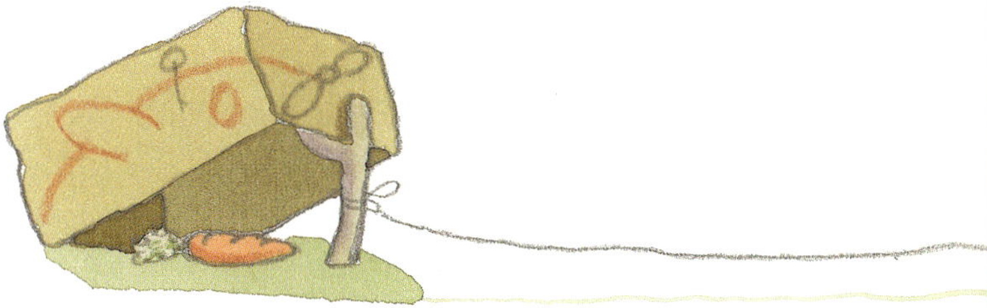

BAUMHAUS VERLAG

Es ist ein schöner Sommertag. Am blauen Himmel sind nur ein paar kleine weiße Wolken zu sehen. „Genau das richtige Wetter, um einen Rundflug zu machen", sagt Lenny.

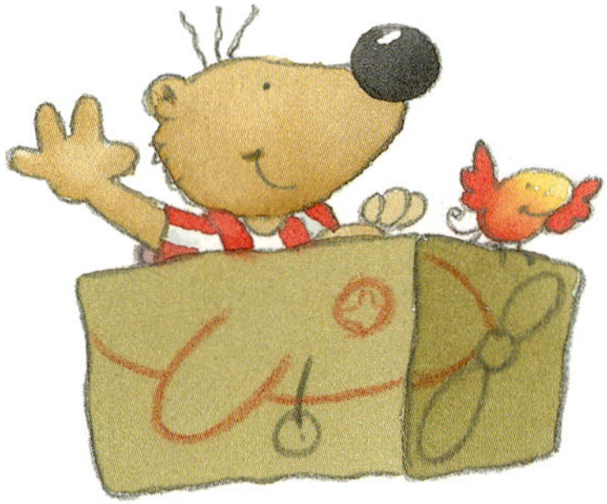

Kurze Zeit später sind Lenny und Twiek schon hoch in den Lüften.
„Wir fliegen jetzt in tausend Metern Höhe, Käptn Twiek", ruft Lenny begeistert.
„Was, so hoch?", fragt Twiek.
„Ja, und gleich gehen wir noch höher!", antwortet Lenny.
„Lieber nicht, du weißt doch, dass ich ein bisschen Angst vor hohen Höhen habe", sagt Twiek mit leicht zittriger Stimme.

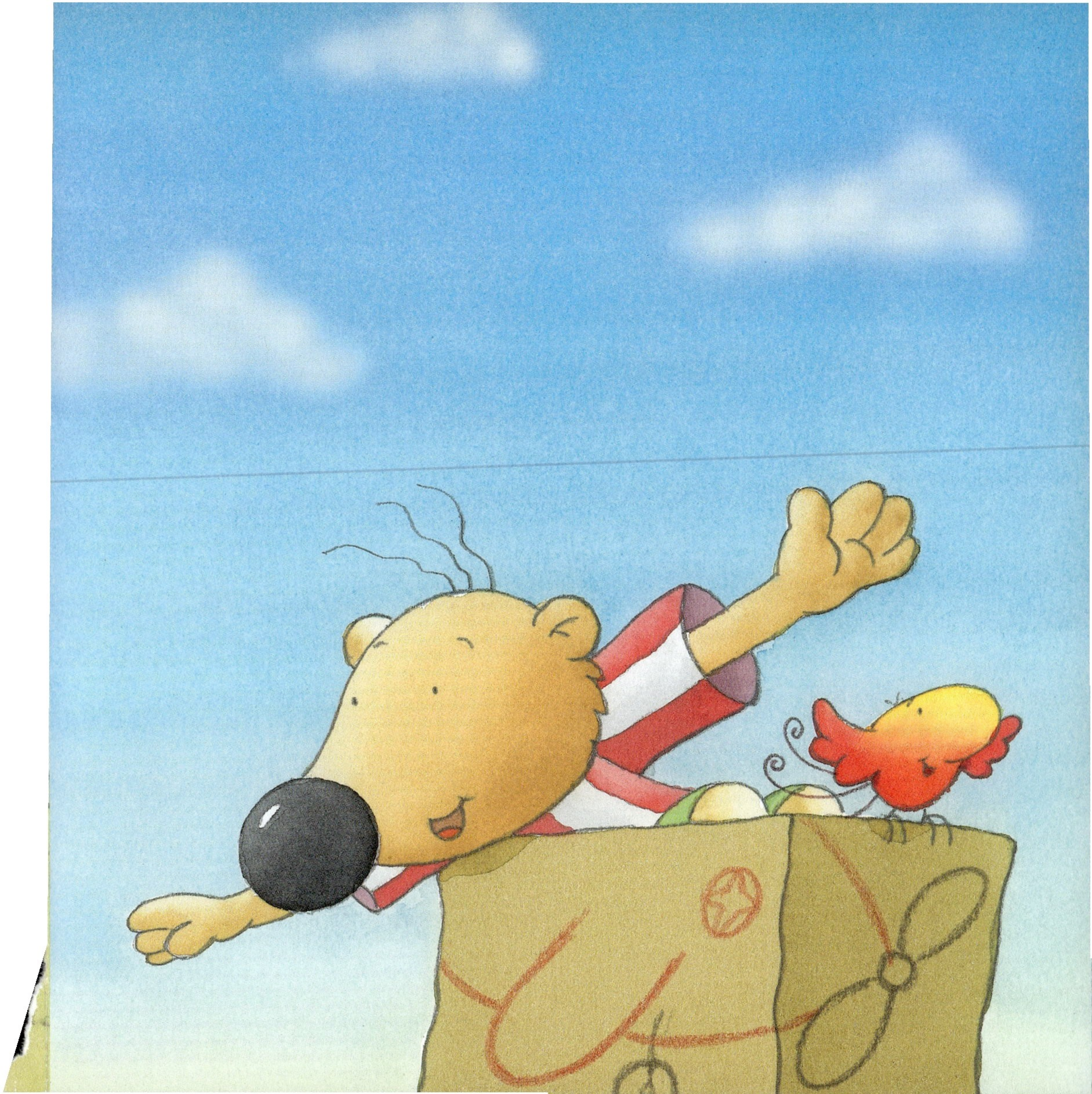

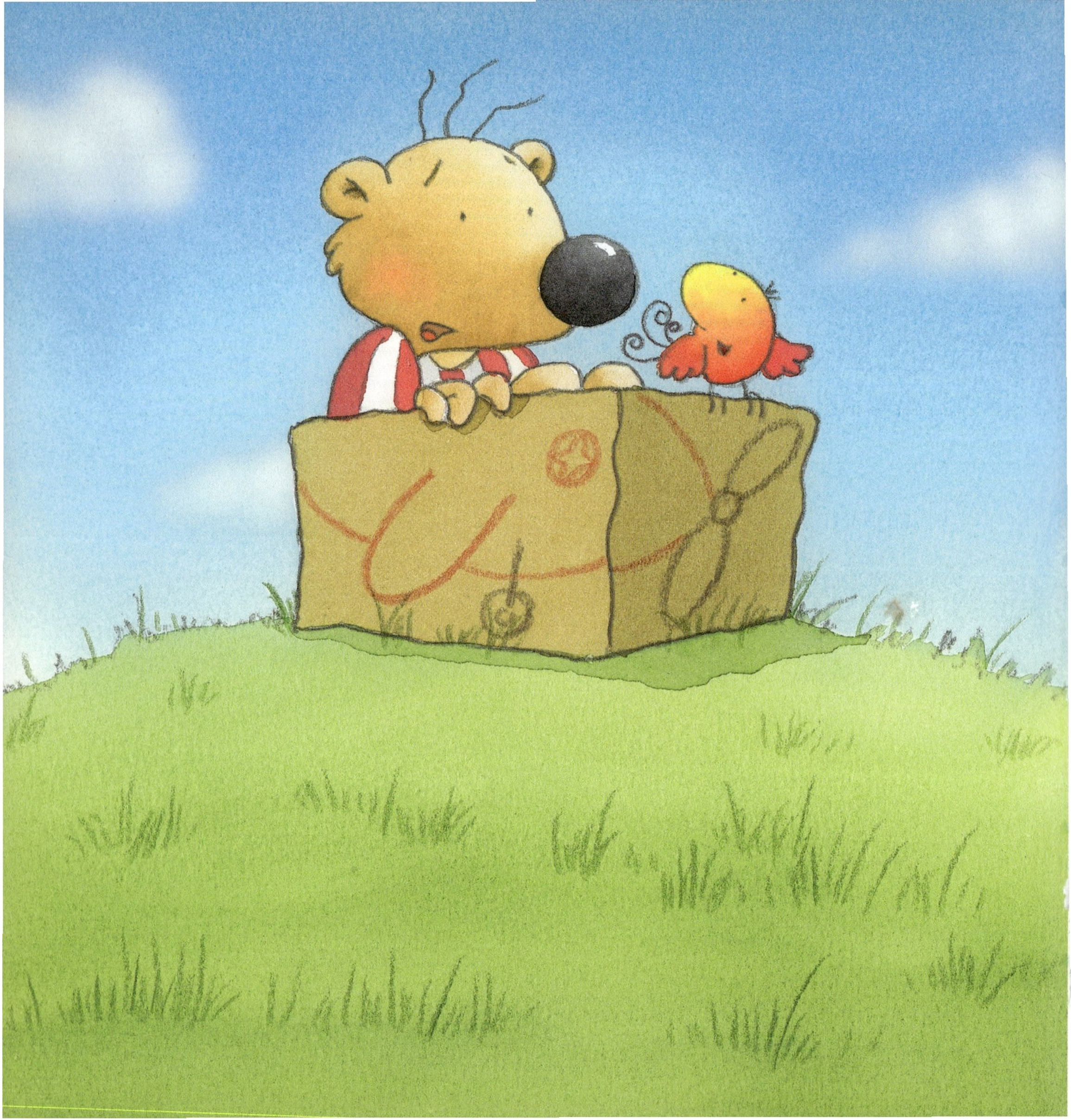

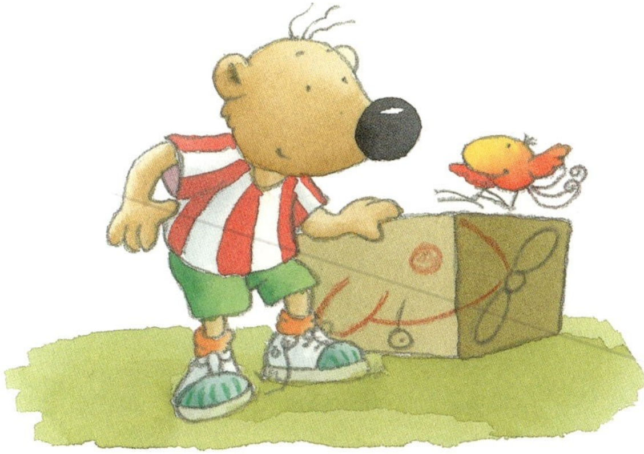

„Ehrlich gesagt habe ich auch Angst, so hoch zu fliegen", gesteht Lenny.
„Aber Lenny! Große Tiere haben doch vor nichts Angst!", sagt Twiek.
„Vor Nichts? Wieso soll ich denn vor Nichts Angst haben, ich kenne Nichts ja gar nicht", antwortet Lenny.
„Wir können ja mal versuchen, Nichts zu fangen, dann müsste sich niemand mehr davor fürchten", schlägt Twiek vor.
„Na gut, aber wo könnte Nichts denn wohnen?", fragt Lenny.
„Etwas, wovor man sich fürchtet, wohnt bestimmt im Gruselwald", überlegt Twiek.

Mutig machen die beiden sich auf
den Weg in den Gruselwald, um dort
eine Falle aufzustellen.

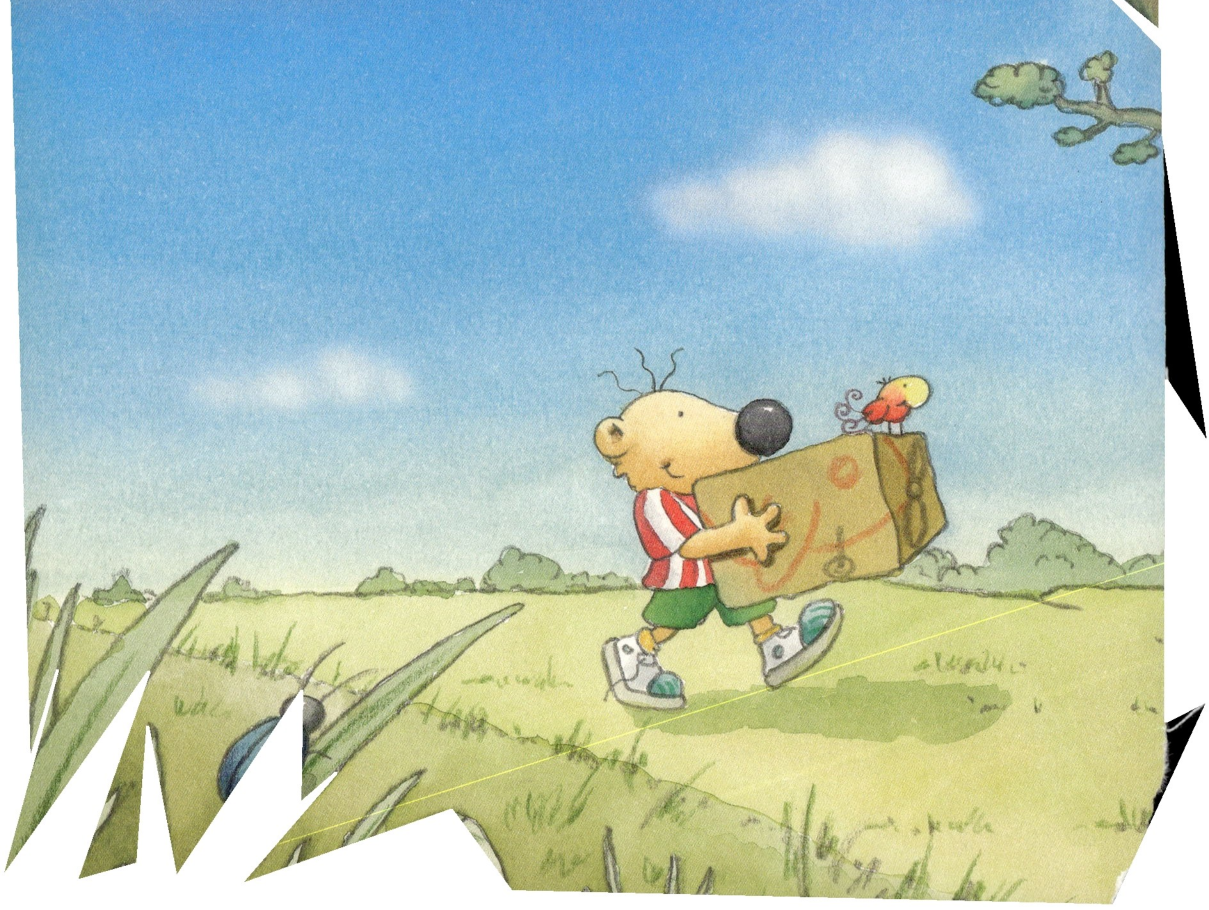

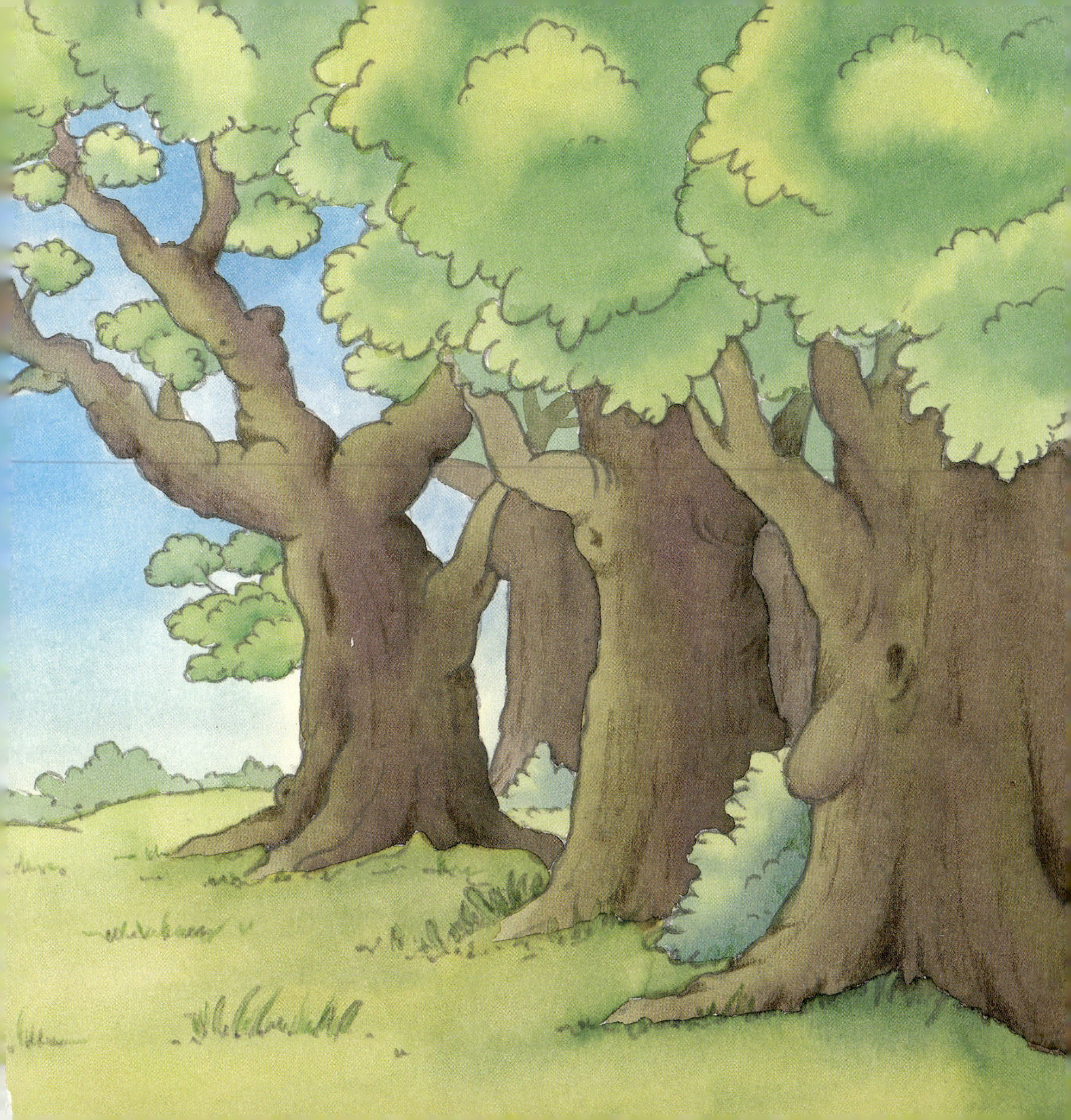

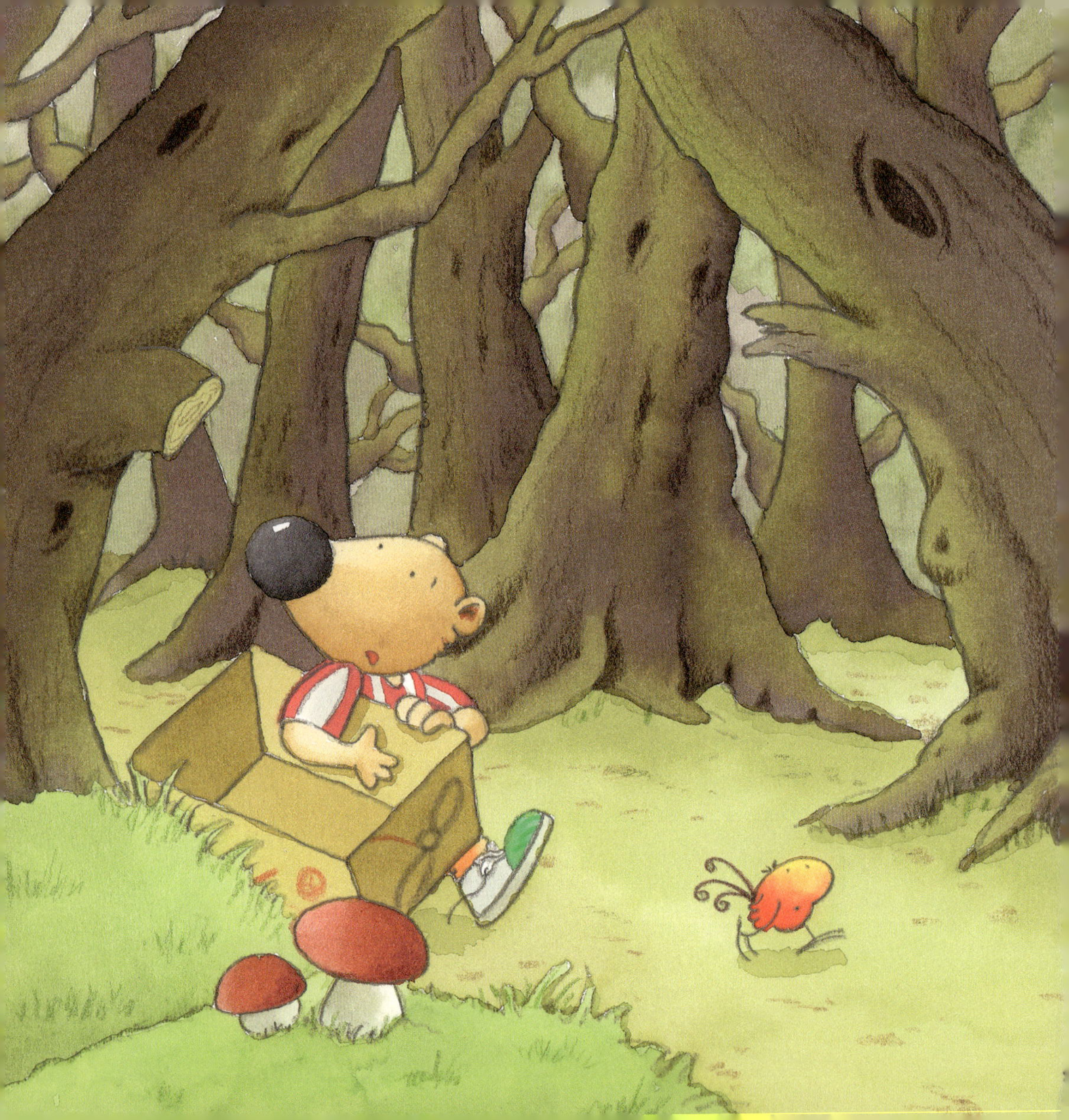

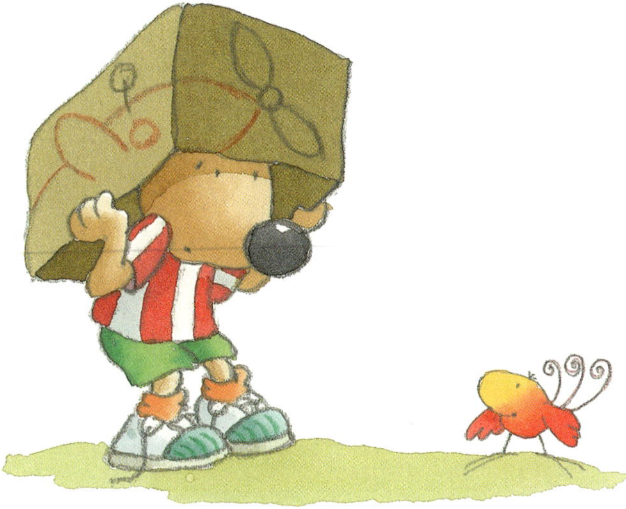

Doch als es in den Bäumen geheimnisvoll raschelt und die Äste leise im Wind knarren, schaut Lenny sich ängstlich um und sagt: „Hier ist es ganz schön unheimlich!"

Nachdem sie noch ein Stück weitergelaufen sind, sagt Twiek: „Hier ist genau die richtige Stelle, um die Falle aufzustellen."

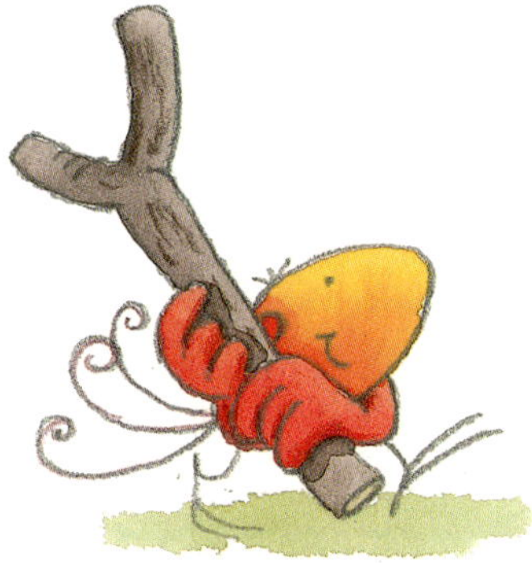

Twiek hat gerade den passenden Fallenzweig gefunden, da fällt ihr ein: „Wir brauchen noch etwas, womit wir Nichts in die Falle locken." Erwartungsvoll sieht sie Lenny an: „Hast du zufällig eine Mohrrübe dabei?"
„Ich kann mir nicht vorstellen, dass Nichts Mohrrüben mag", antwortet Lenny, der sich nur sehr ungern von seiner Proviant-Mohrrübe trennt.
„Wir können es ja mal ausprobieren", schlägt Twiek vor.
„Na gut", grummelt Lenny und holt umständlich die Mohrrübe aus der Hosentasche.

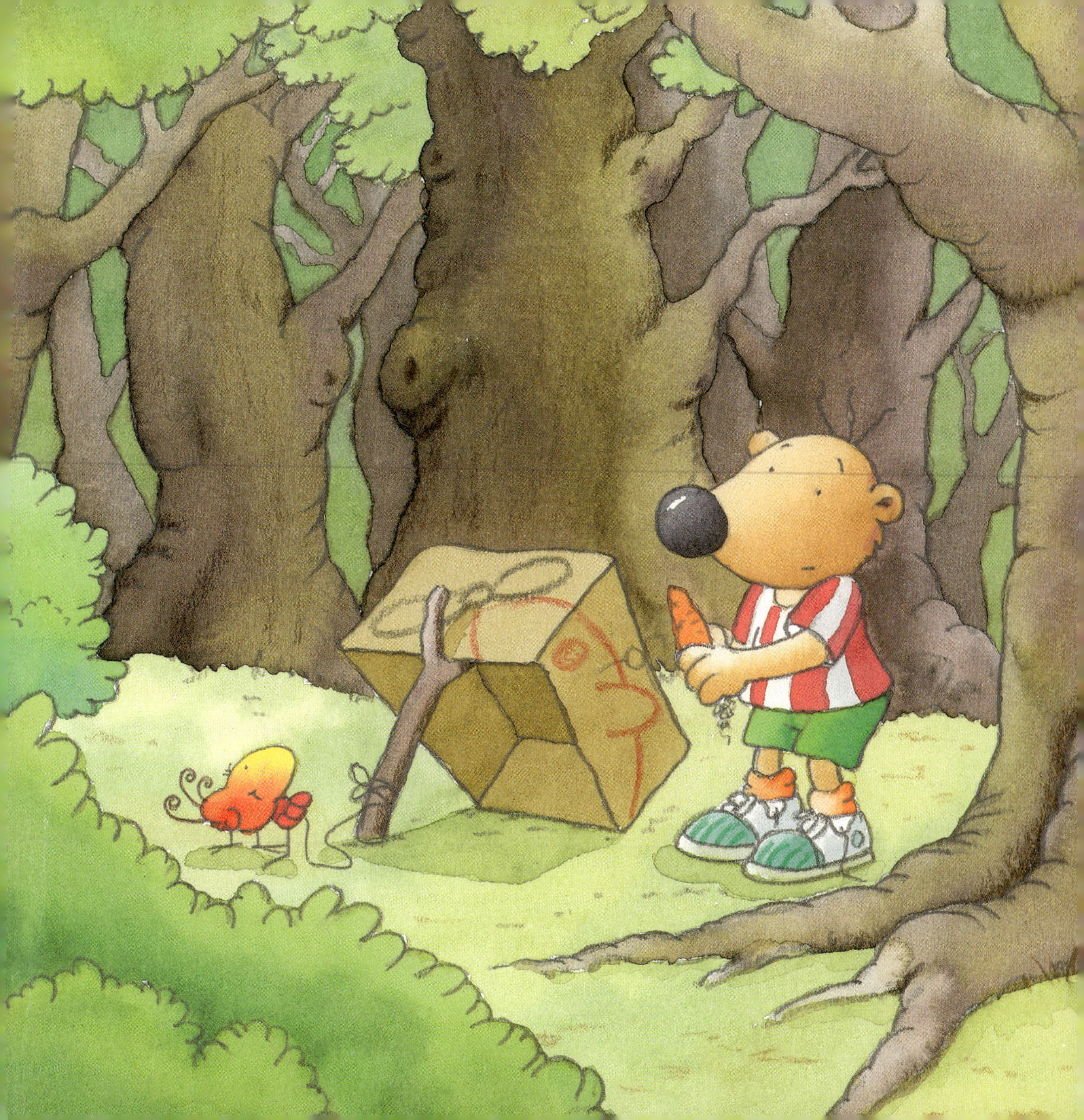

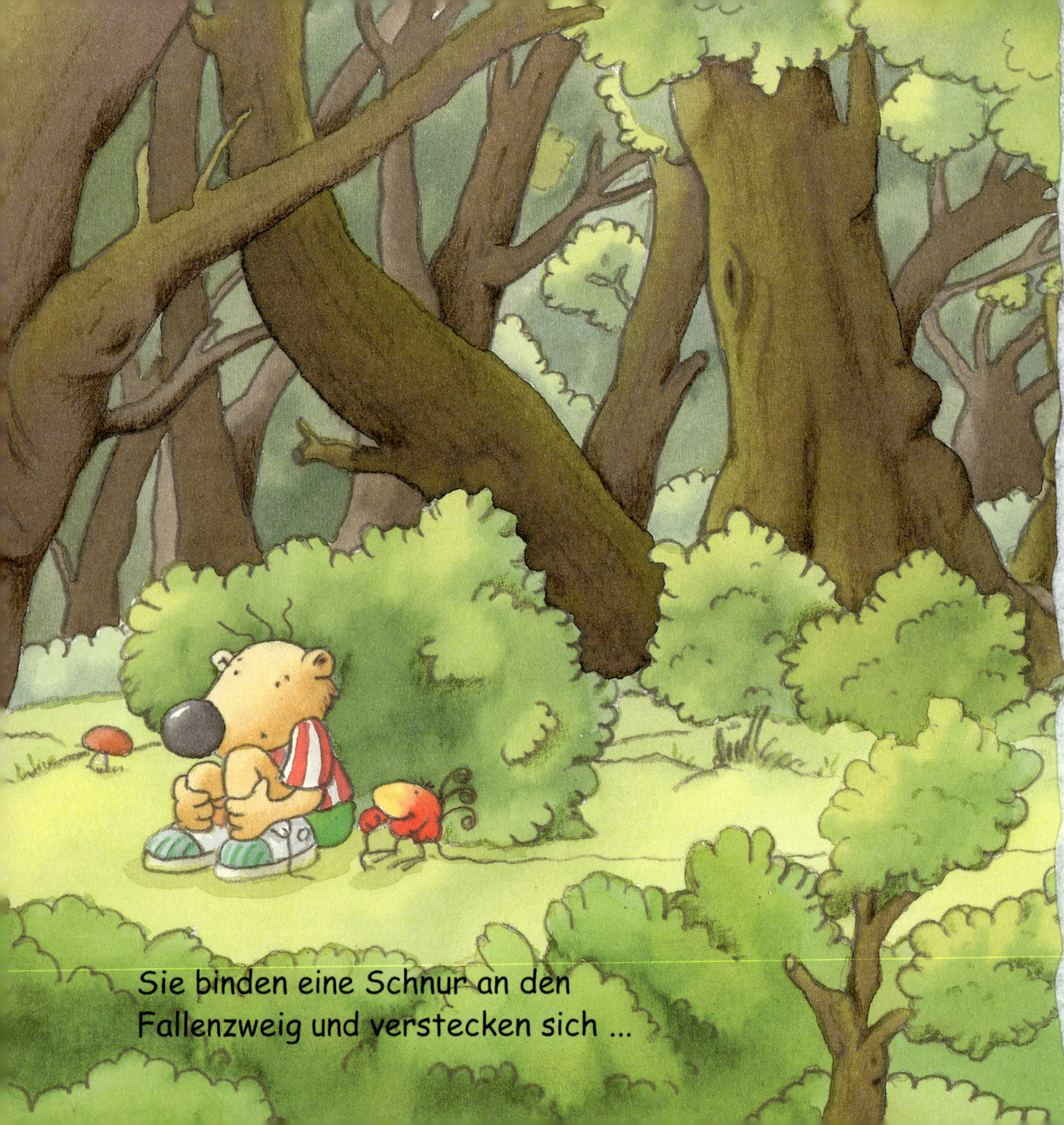

Sie binden eine Schnur an den
Fallenzweig und verstecken sich ...

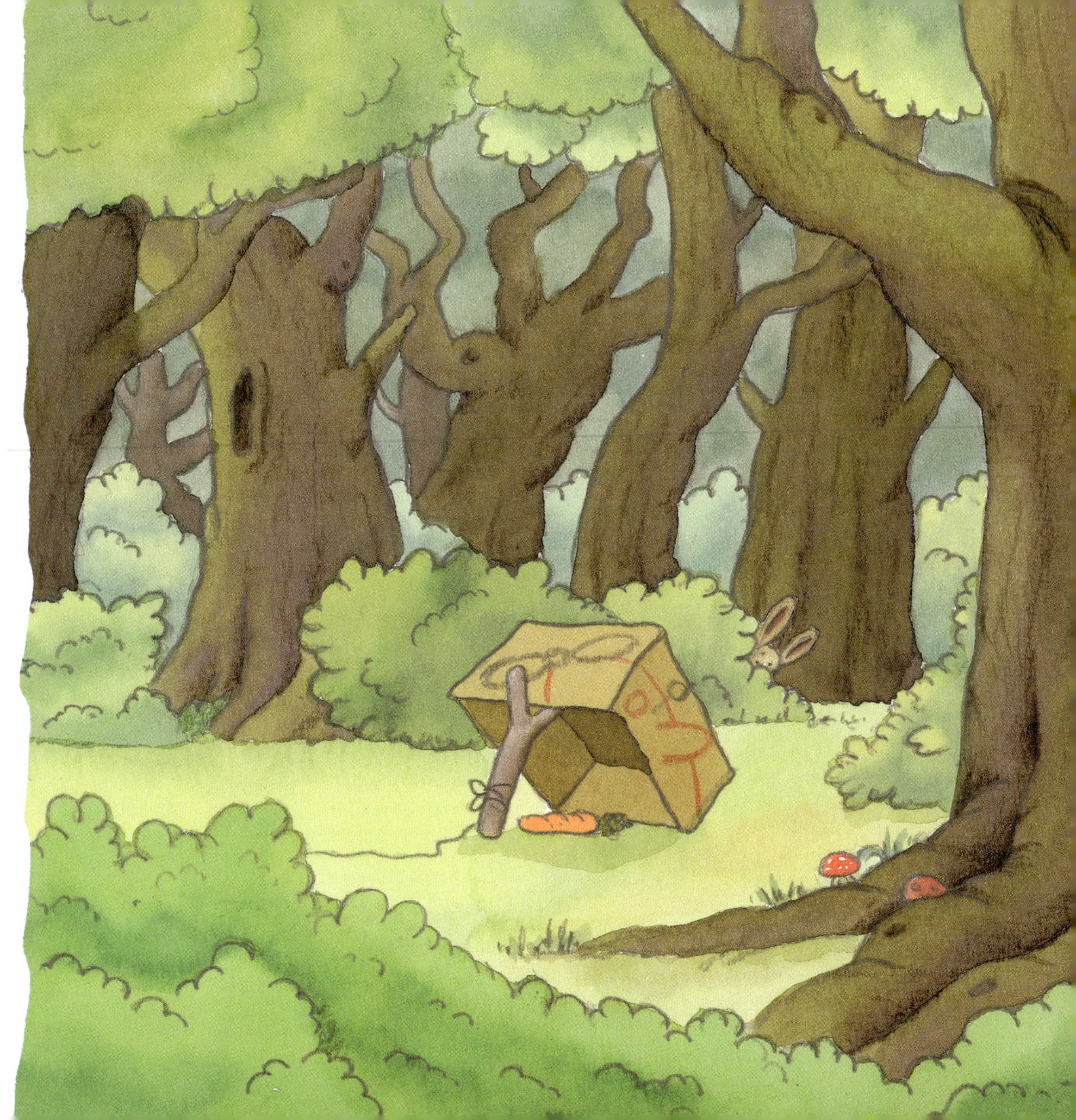

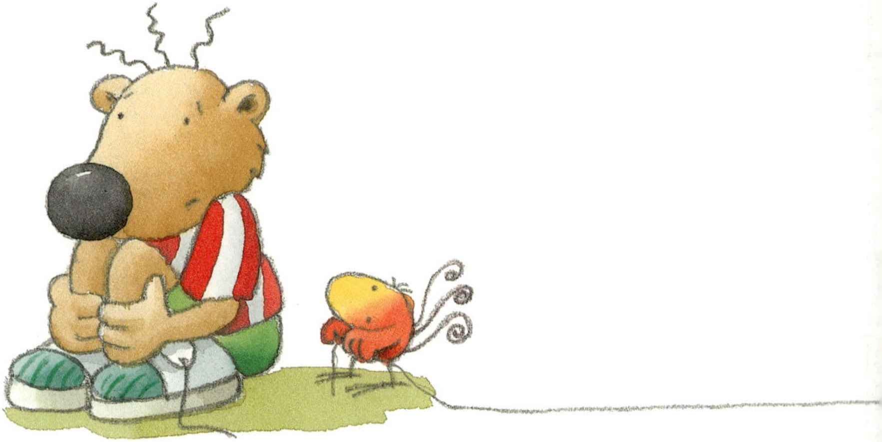

„Ich glaube, ich schaue mal nach, ob die Mohrrübe noch da ist", sagt Lenny nach einer Weile.
„Warum denn?", fragt Twiek.
„Weil ich meine Mohrrübe vermisse, ich habe nämlich Hunger", jammert Lenny.
„Psst, wenn man etwas fangen will, muss man ganz leise sein", flüstert Twiek.

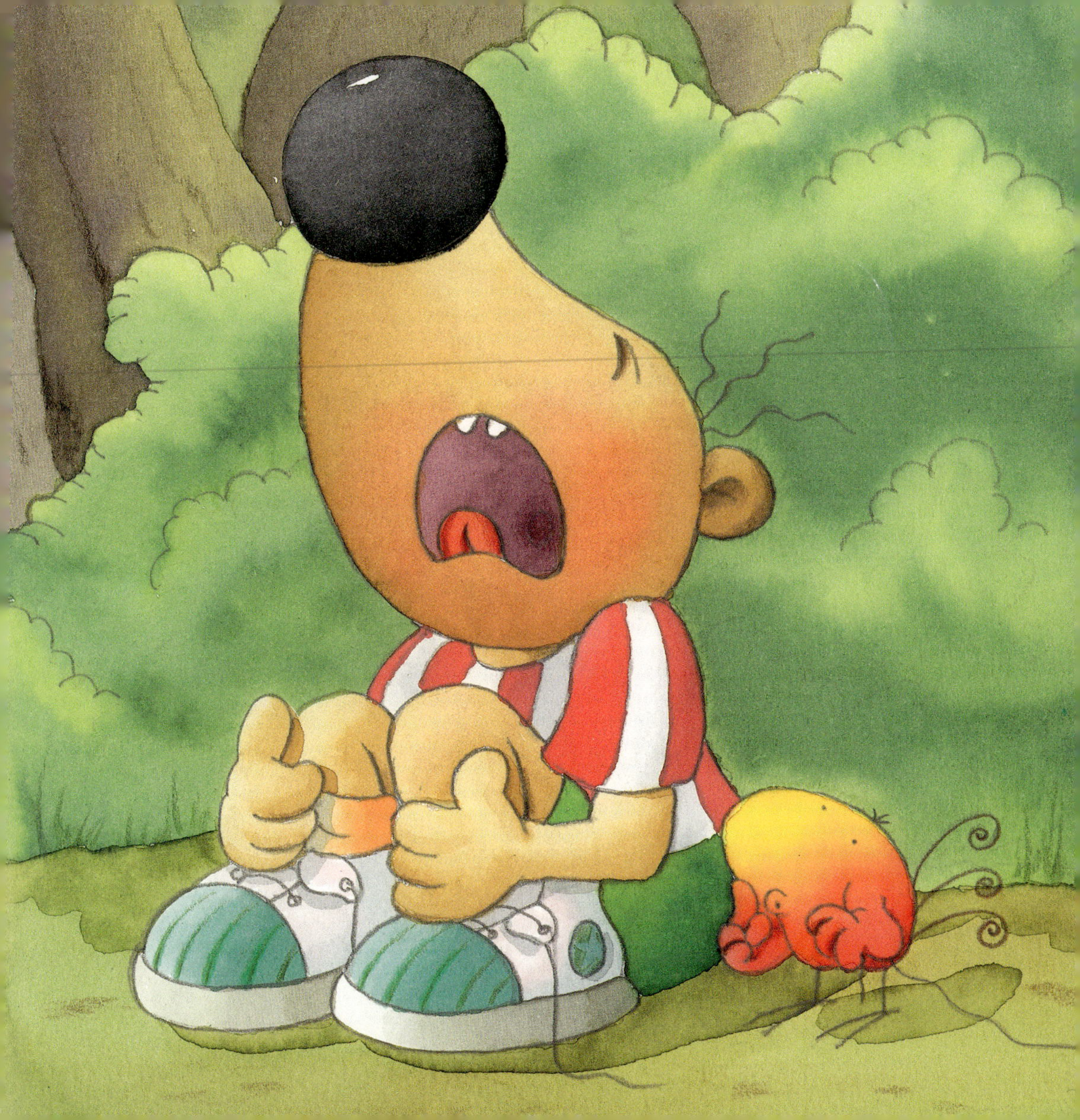

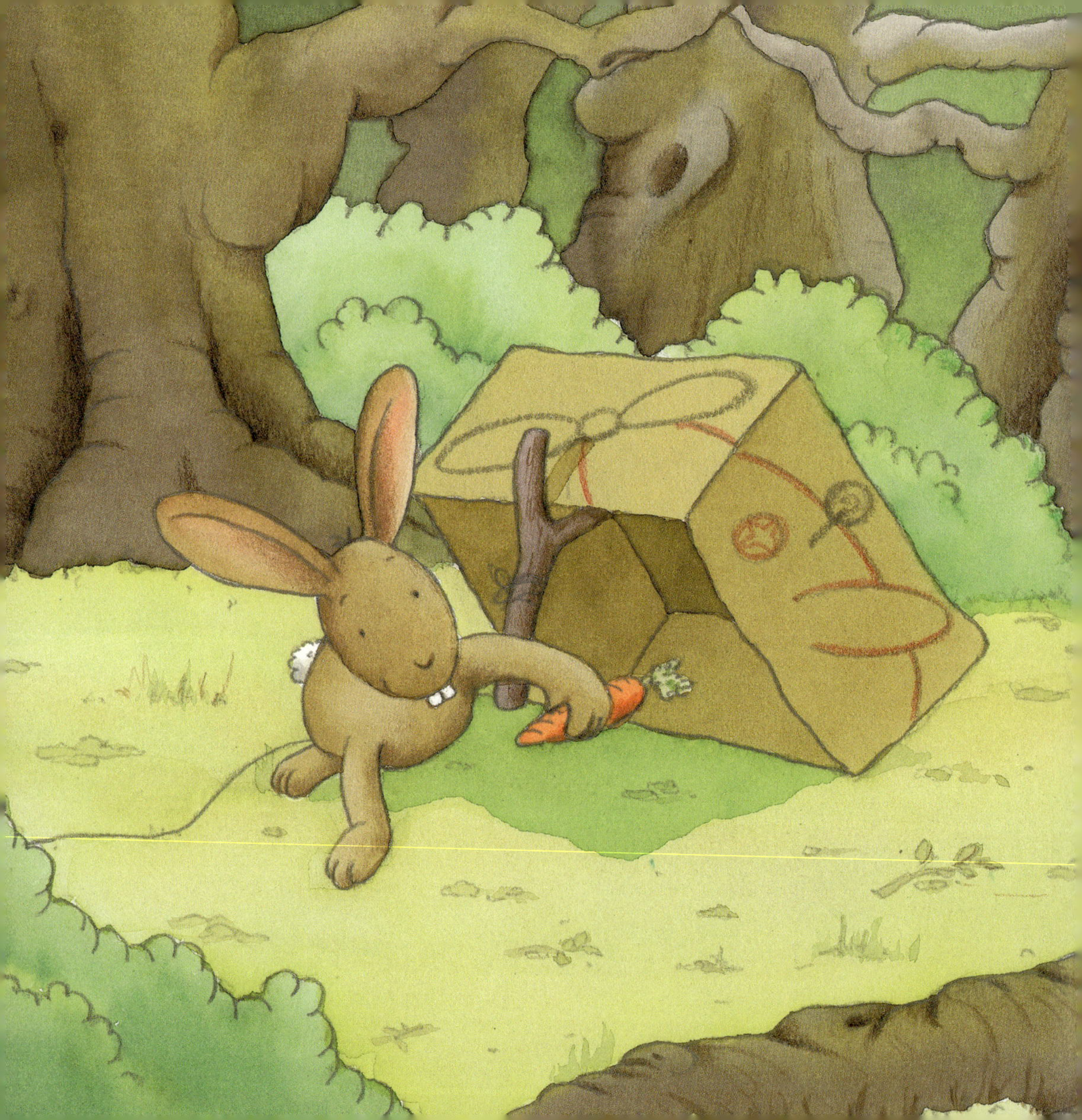

Aber nicht nur Lenny hat Appetit auf eine Mohrrübe ...

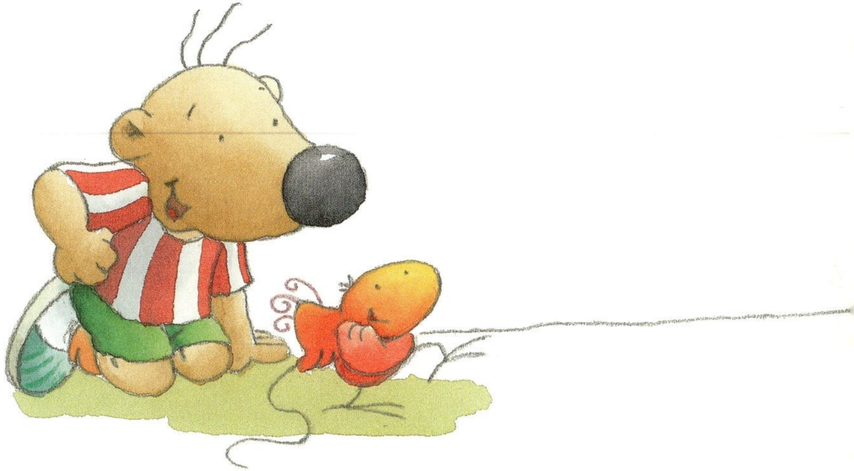

Als die beiden plötzlich ein Geräusch hören, zieht Twiek an der Schnur und ruft: „Ich glaube, Nichts ist in die Falle gegangen!"

Lenny und Twiek
schauen gespannt
hinter dem
Gebüsch
hervor.

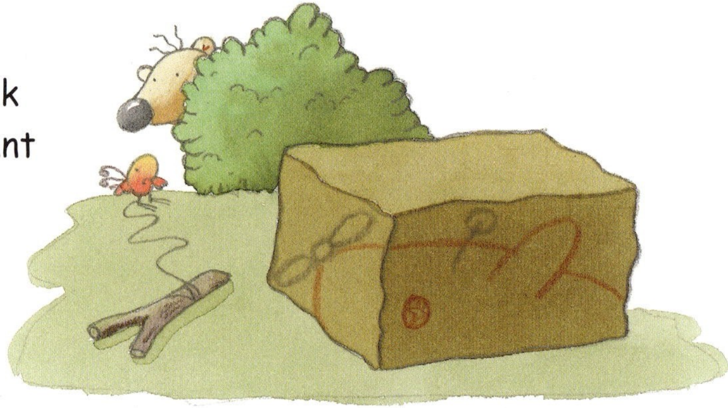

„Willst du
nicht nachsehen,
ob wir Nichts gefangen haben?", fragt Twiek.
„Eigentlich schon, aber ich fühle mich im Moment ein bisschen schwach und hungrig", erklärt Lenny.
„Na gut, dann werde ich eben nachschauen", sagt Twiek.

Vorsichtig hebt Twiek den Karton an ...
„Was siehst du?", ruft Lenny, der gespannt zuschaut.
„Nichts", sagt Twiek und lässt den Karton wieder fallen.
„Hurra! Es hat geklappt, wir haben Nichts gefangen! Jetzt müssen wir uns nicht mehr fürchten", freut sich Lenny.

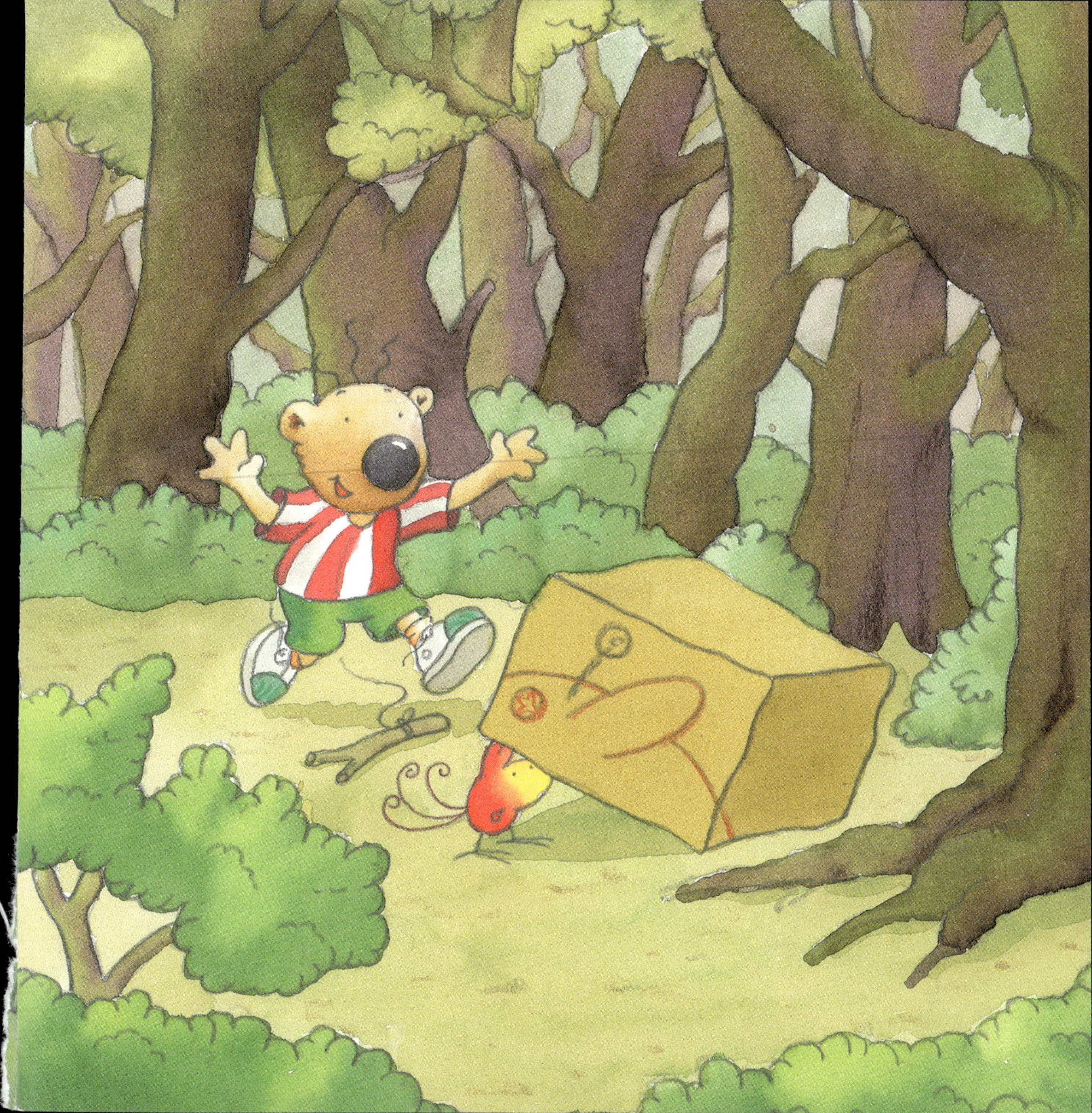

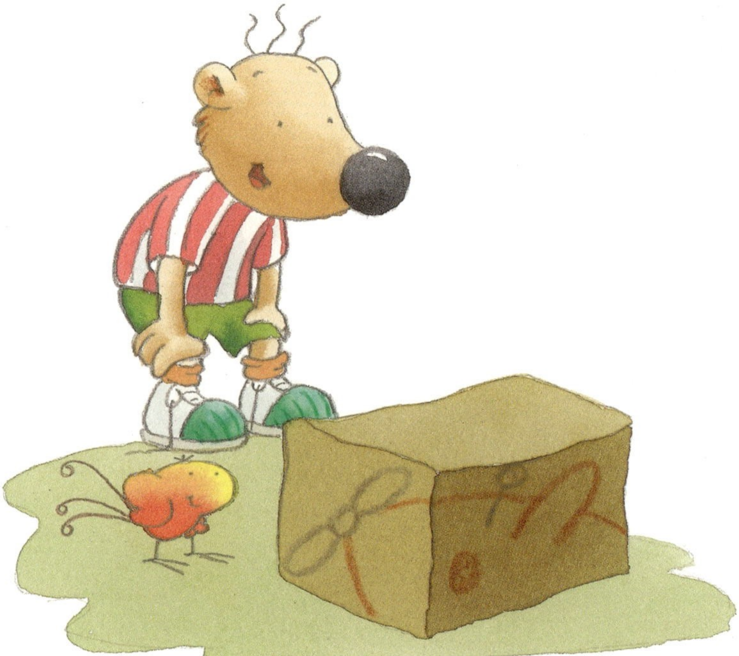

Aber als auf dem Rückweg die Blätter wieder so geheimnisvoll rascheln und die Äste knarren, sagt Lenny: „Obwohl wir Nichts gefangen haben, ist es im Gruselwald immer noch ganz schön gruselig."

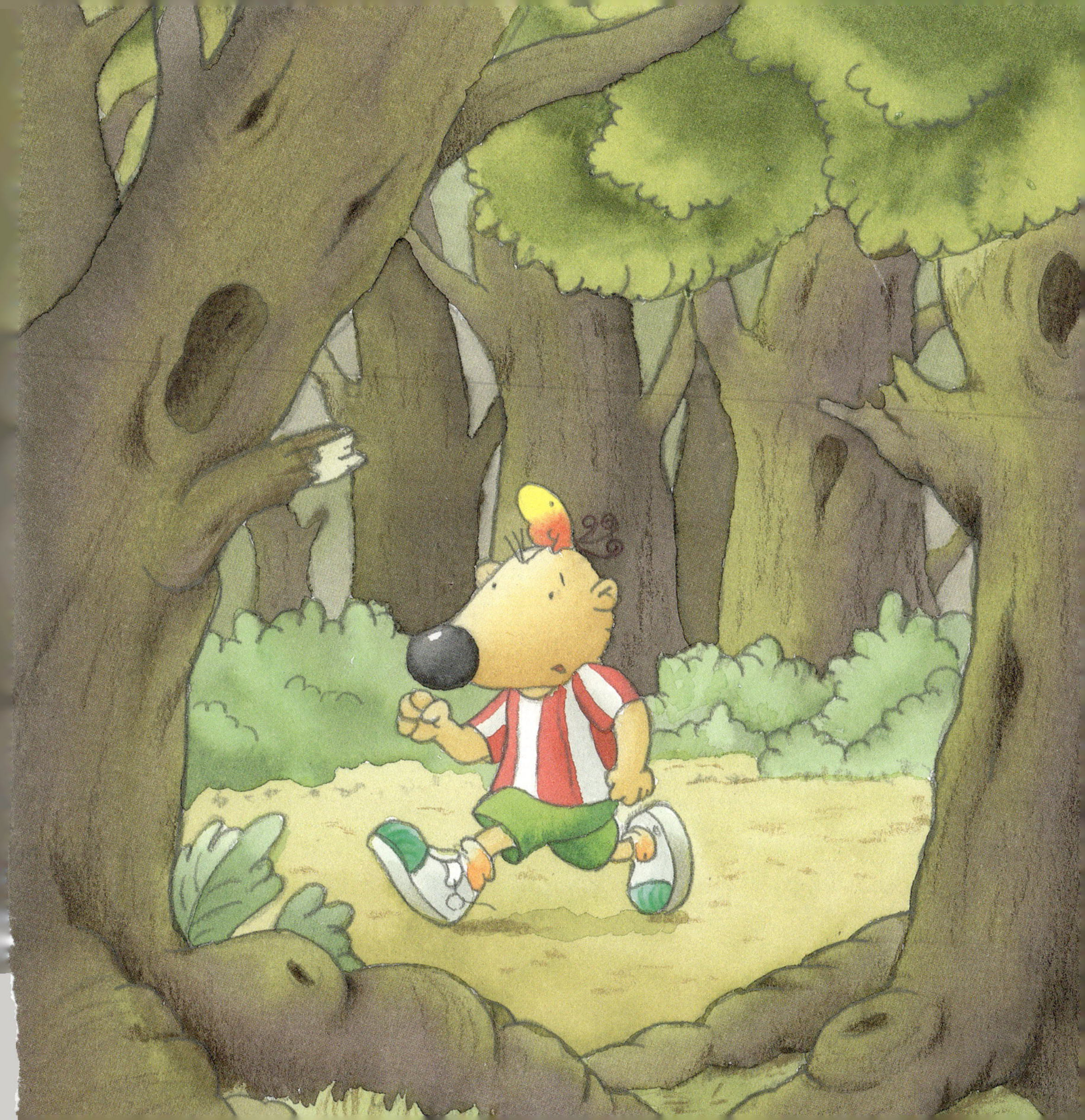

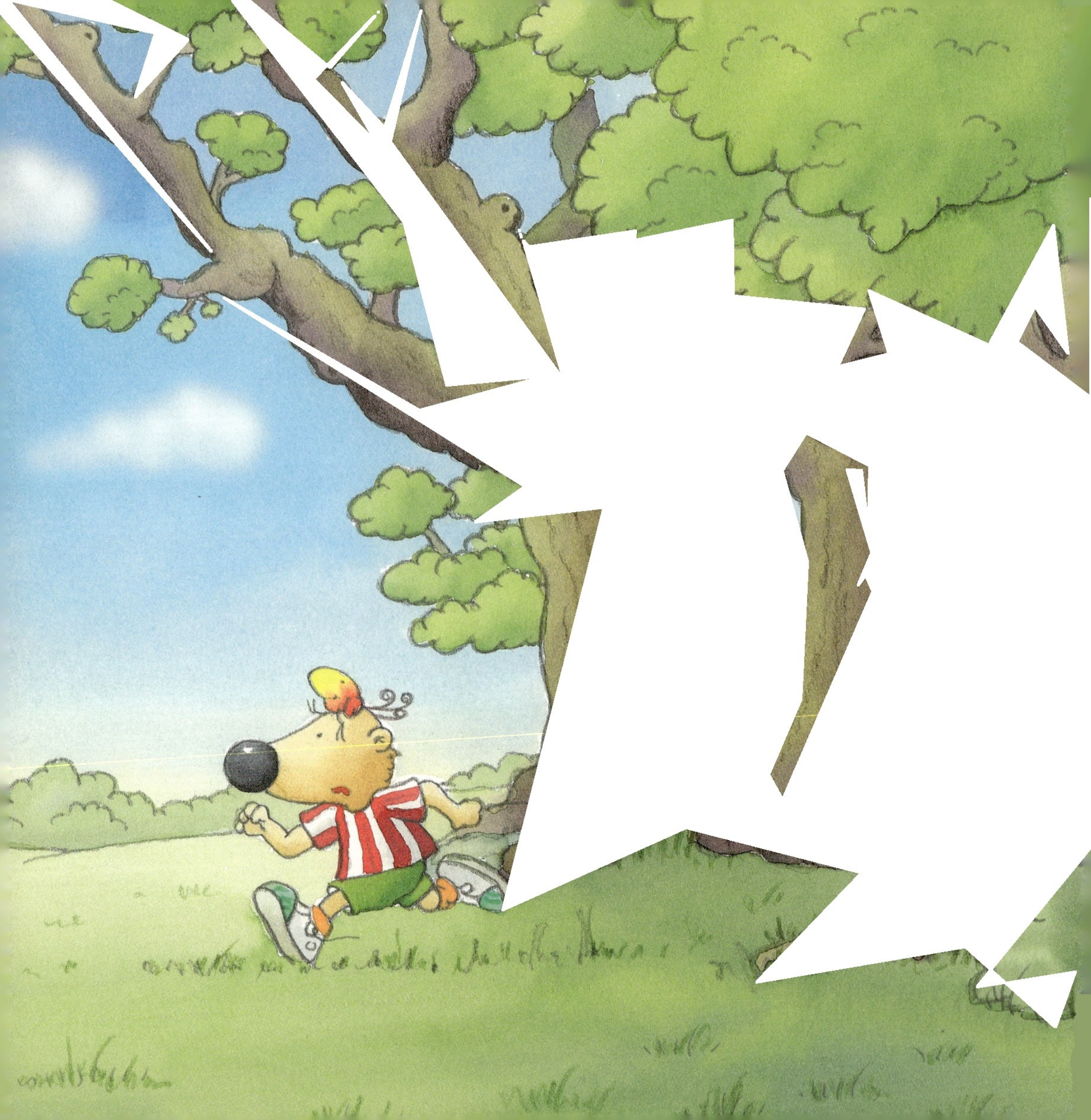

Schnell flitzen die beiden aus dem Wald.

„Wie sieht Nichts denn eigentlich aus?", fragt Lenny nach einer Weile.
„Ziemlich durchsichtig", antwortet Twiek.

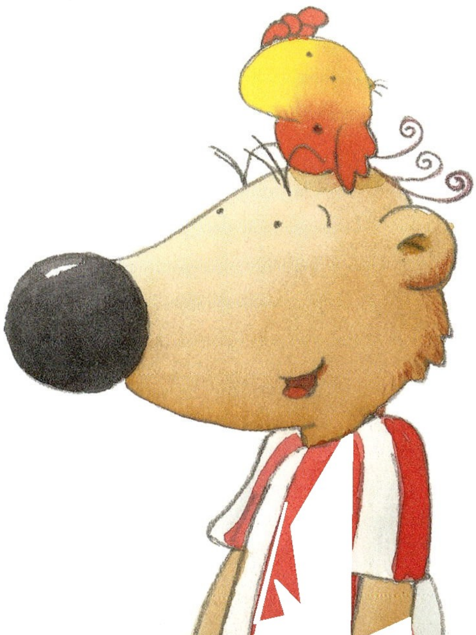

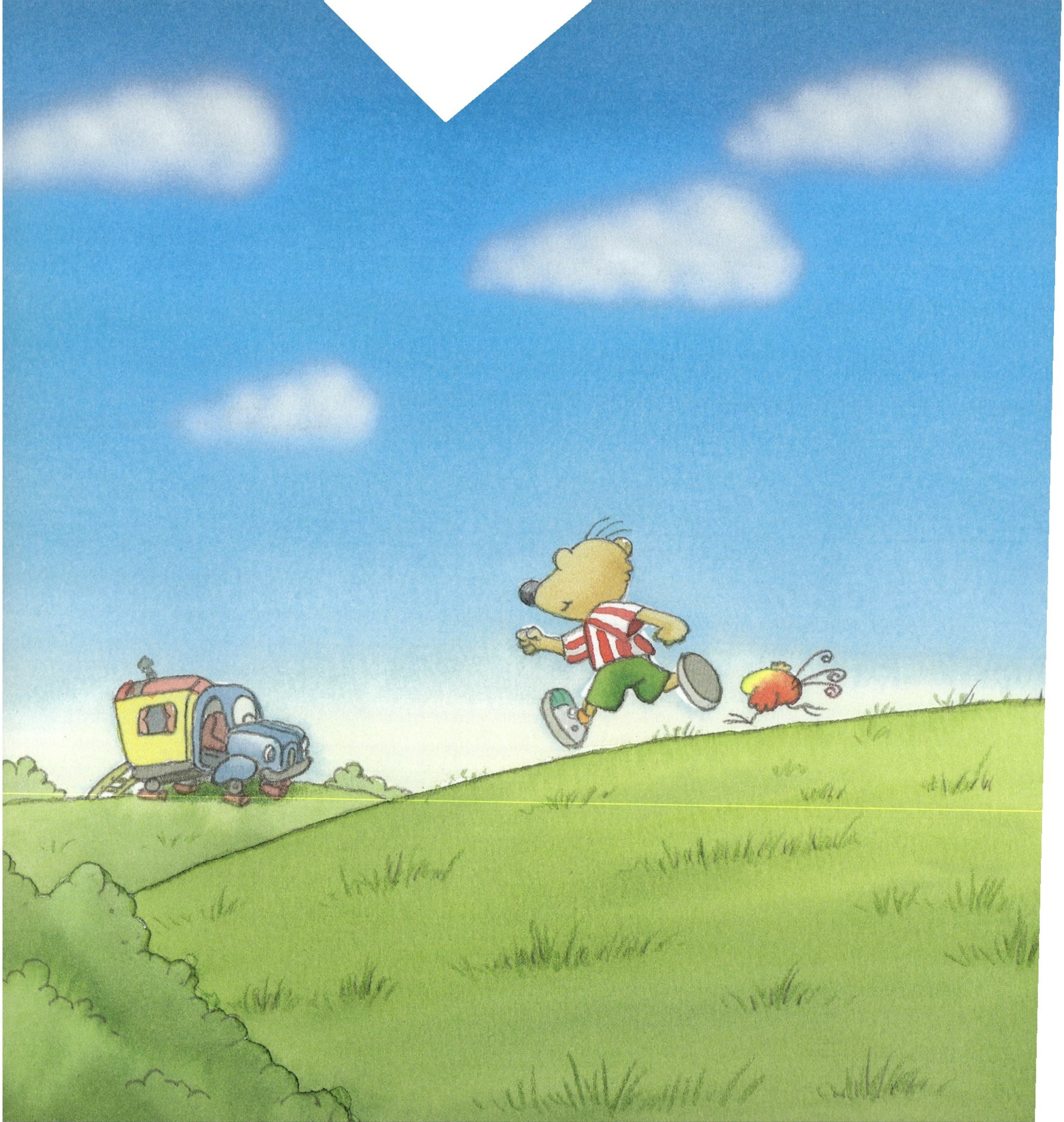

„Und anscheinend mag Nichts Mohrrüben genauso gern wie ich", sagt Lenny.

Die beiden müssen lachen und laufen schnell nach Hause.

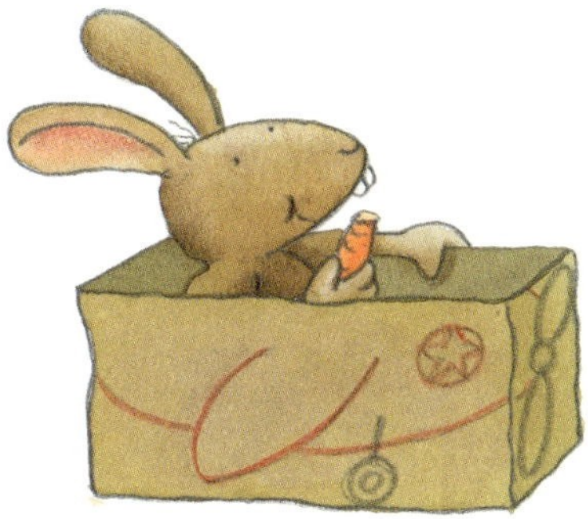